D'UN NOUVEAU PROCÉDÉ OPÉRATOIRE

DES

KYSTES HYDATIQUES DU FOIE

PAR

Auguste CREYX

DOCTEUR EN MÉDECINE DE LA FACULTÉ DE PARIS

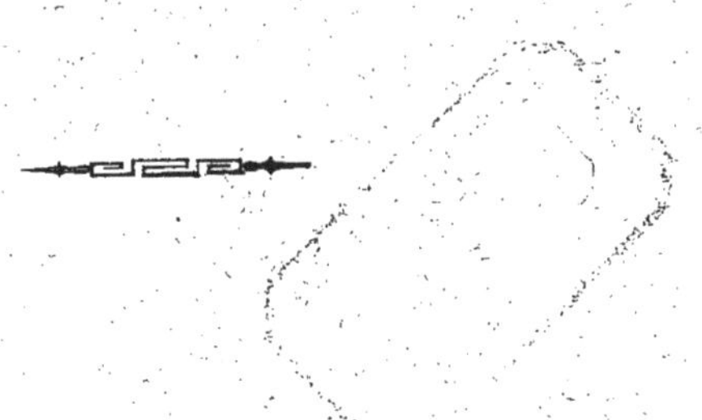

PARIS

ALPHONSE DERENNE

52, Boulevard Saint-Michel, 52

1881

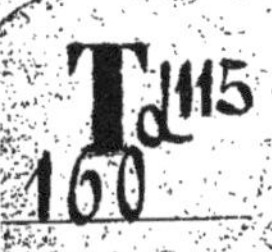

D'UN NOUVEAU PROCÉDÉ OPÉRATOIRE

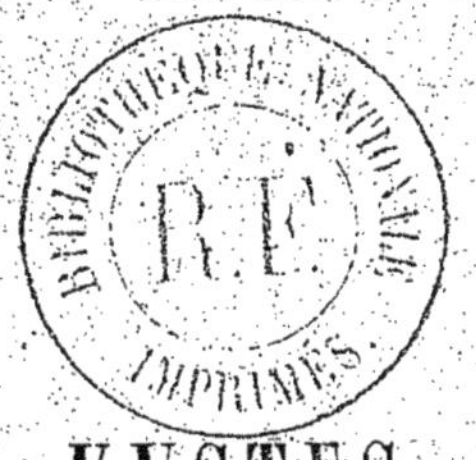

DES

KYSTES HYDATIQUES DU FOIE

PAR

Auguste CREYX

DOCTEUR EN MÉDECINE DE LA FACULTÉ DE PARIS

PARIS

ALPHONSE DERENNE

52, Boulevard Saint-Michel, 52

1881

A MON PÈRE ET A MA MÈRE

A MON FRÈRE

A TOUS MES PARENTS ET AMIS

A MON PRÉSIDENT DE THÈSE

M. LE PROFESSEUR DUPLAY

A M. LE DOCTEUR TILLAUX

Chirurgien de l'hôpital Beaujon

D'UN NOUVEAU PROCÉDÉ OPÉRATOIRE

DES

KYSTES HYDATIQUES DU FOIE

INTRODUCTION

Durant notre passage dans le service de M. Tillaux à Beaujon, nous avons pu observer deux malades qui étaient venus se faire traiter d'un kyste hydatique du foie. Les résultats avantageux obtenus par le nouveau mode de traitement de ces tumeurs, inauguré par lui, nous ont engagé à publier sur ce sujet trois observations prises l'une à Lariboisière en 1877, les deux autres à Beaujon en 1878 et 1881. Quoique des travaux importants, des thèses récentes soient venus jeter un jour nouveau sur la pathogénie, le diagnostic et le traitement de cette maladie, nous n'avons pas hésité à revenir sur ce sujet pour exposer dans le courant de ce travail le mode opératoire que nous préférons.

C'est un devoir et un plaisir pour nous, d'exprimer ici à notre cher maître M. Tillaux, toute notre gratitude et nos plus entiers remerciements pour la bienveillance avec laquelle il nous a aidé de ses conseils, et facilité nos recherches.

TRAITEMENT MÉDICAL

DES KYSTES HYDATIQUES DU FOIE.

Nous n'aurions rappelé que pour mémoire le traitement médical institué pour la guérison de kystes hydatiques du foie, si la grande autorité d'un professeur de la Faculté n'avait proclamé dans ses cliniques, — Jaccoud, *Leçons de cliniques médicales*, faites à l'hôpital Lariboisière, page 572 et suivantes, — les bons effets de l'iodure de potassium pris à l'intérieur. Il cite même le cas fort probant d'un homme soigné et guéri à la Maison municipale de santé. Aussi ne croyons-nous pas inutile de rappeler brièvement les substances thérapeutiques en vogue autrefois et quelques-unes utilisées encore aujourd'hui.

Briançon (thèse de Paris, 1828. *Essai sur le diagnostic et le traitement des encéphalocystes*), dit que le professeur Baumes employait avec succès l'hydrochlorate de mercure, le baron Percy le chlorure de sodium. Laennec utilisait aussi le sel marin. L'huile empyreumatique, le pétrole, les frictions mercurielles, le kousso ont été aussi dirigés contre cette maladie.

Hjatlin, *Archiv. de méd. nav.* 1869, sur le traitement des hydatides en Islande, — parle de la rhubarbe et du sous-carbonate de potasse, employés comme fondants. Quant à lui il préfère la teinture de kamala à la dose de trente gouttes par jour pendant des mois. Enfin le traitement par les applications locales du froid vient servir de transition pour nous faire entrer réellement dans notre sujet.

TRAITEMENT CHIRURGICAL

L'étude du traitement chirurgical applicable aux kystes hydatiques du foie est pleine d'intérêt et montre par la multiplicité des moyens employés, les difficultés considérables que de tout temps les chirurgiens ont rencontrées. Mais la variété des divers traitements n'est qu'apparente, on peut les ramener facilement, à notre avis, aux quatre procédés suivants :

1° Ponctions d'emblée avec aiguilles ou trocarts de divers calibres ;

2° Ponction précédée de l'amincissement des parois abdominales par les caustiques ou le bistouri ;

3° Incision de la tumeur avec le bistouri après amincissement des parois au moyen du thermo-cautère ;

4° Ouverture de la tumeur avec la flèche de Canquoin après amincissement des parois avec la pâte de Vienne.

Le premier procédé ne comporte qu'un seul temps et ne s'appuie pas à proprement parler sur la formation préalable d'adhérences entre la tumeur kystique et la paroi abdominale ; tandis qu'avec les trois autres on opère en deux temps, le premier temps ayant surtout pour but d'établir des adhérences.

Nous avons donc à examiner :

A. — La ponction, de laquelle nous ne dirons que peu de chose.

B. — Les divers procédés ayant pour but de créer des adhérences.

C. — Le procédé que nous considérons comme étant le meilleur.

Nous espérons démontrer que dans les cas où les ponctions aspiratrices avec les appareils Potain et Dieulafoy ont échoué, c'est l'ouverture de la paroi kystique avec la flèche de Canquoin qui crée le plus sûrement des adhérences et permet le plus rapide écoulement du contenu de la tumeur.

De la ponction en général. — La ponction est une opération qui consiste à plonger dans la tumeur un trocart destiné à donner issue par sa canule au contenu en totalité ou en partie.

Ponction simple. — On a fait d'abord la ponction simple avec un trocart de petit calibre au point de la tumeur que l'on croyait le plus fluctuant, mais elle n'était pas exempte de danger puisque Moissenet dans les *Arch. gén. de médecine*, février 1859 cite un cas de mort par péritonite 18 heures après la ponction avec un trocart explorateur. Robert, Demarquay, Dolbeau, Jobert, Frerichs dans son *Traité pratique des maladies du foie*, traduction de Duménil et Pellagot, 3e édition, p. 572, citent des cas semblables mais qui se terminèrent moins malheureusement.

Ponction avec aspiration. — Des appareils bien autrement utiles et paraissant remplir les meilleures conditions pour éviter l'entrée de l'air dans la cavité à ponctionner, sont ceux de MM. Potain et Dieulafoy. Suivant les dimensions de la canule ils servent à explorer ou à évacuer. Dans deux monographies fort intéressantes parues en 1870 et 1872, M. Dieulafoy s'est efforcé de vulgariser ce procédé au point de vouloir en faire une méthode générale et absolue. Ses conclusions furent vivement attaquées par Boinet, et en cela nous nous rangeons du côté de ce dernier pour ce motif que les ponctions exploratrices ou curatives ayant dans bien des cas déterminé la suppuration du kyste, sont devenues insuffisantes pour vider la poche en totalité.

Pour obvier au danger qu'un peu de liquide épanché dans le péritoine fait naître pour le malade, M. Jaccoud (*loc. cit.*) expose dans ses cliniques les précautions qu'il prend pendant et après l'opération. Dans ses cliniques M. Gosselin exprime ainsi son opinion sur les ponctions.

« On a parlé souvent pour les kystes du foie comme pour ceux des autres régions, des ponctions exploratrices consistant à faire une piqûre avec un trocart fin, à regarder si du liquide s'écoulait et après en avoir vu s'échapper une petite quantité à retirer la canule en laissant le kyste rempli. Cette manière de faire a dans beaucoup de cas des inconvénients. Lorsque pour lever les doutes sur le diagnostic, vous en arrivez à une ponction qui dès lors doit être considérée comme exploratrice. il faut que vous soyez décidés et prêts à agir conformément à l'indication s'il s'écoule du liquide. Il pourrait le jour même s'écouler du liquide dans la cavité péritonéale, d'où une péritonite rapidement mortelle, les faits de ce genre ne manquent pas. »

PROCÉDÉS AYANT POUR BUT DE CRÉER DES ADHÉRENCES

Boinet disait que les adhérences existaient antérieurement entre le kyste et la paroi abdominale, nous ne croyons pas devoir nous ranger à cet avis. Comment, du reste, pouvoir s'en assurer? Dans deux des cas dont nous publions l'observation, la tumeur distendait tellement l'abdomen, et le diaphragme était à tel point refoulé, que la respiration abdominale ne se faisait plus et qu'il était impossible, par conséquent, de percevoir un glissement quelconque. Et eût-il existé des glissements, n'aurait-on pas pu croire qu'ils se produisaient entre les couches musculaires?

Acupuncture multiple. — Dans ses cliniques de l'Hôtel-Dieu de Paris, page 267, Trousseau expose son procédé à propos de l'application qu'il vient d'en faire à un malade pour lequel les résultats en furent funestes. « Cette acupuncture consiste à enfoncer dans la tumeur, à travers la peau préalablement couverte d'une petite rondelle de liége, de cuir, ou de caoutchouc, destinée à la protéger, trente ou quarante aiguilles, piquées en rond, à un demi centimètre l'une de l'autre. Ces aiguilles doivent toutes avoir une tête de cire à cacheter. Pour Trousseau ce procédé avait l'avantage de circonscrire, de limiter l'inflammation produite au point où était faite l'acupuncture et de déterminer rapidement des adhérences. Ce procédé fut bientôt abandonné par l'auteur lui-même.

Electrologie. — Hilton Fagge (*The Lancet*, 1868, t. II) à un malade de Guy's Hospital, introduisit dans la tumeur deux aiguilles d'acier en rapport avec le pôle négatif d'une batterie de dix éléments, le pôle positif avec le conducteur ordinaire était mis à côté des aiguilles. La durée du courant était de vingt-cinq minutes. La guérison survint vingt-deux jours après.

Ce moyen aurait aussi produit de bons effets entre les mains de Cooper Forster.

Incision. — Graves avait imaginé un moyen rapide d'arriver sur la tumeur, il incisait toutes les couches de la paroi abdominale y compris le péritoine. Il mettait un bourdonnet de charpie au fond de la plaie qui déterminait une inflammation plus active avec épanchement de lymphe plastique. Les jours suivants, il se formait des adhérences ce qui lui pemettait d'inciser largement le kyste et d'en évacuer le contenu au dehors.

Le procédé de Bégin ne se distinguait du précédent qu'en ce que la paroi abdominale seule était d'abord incisée, le péritoine n'était fendu que le lendemain. L'opération se terminait ensuite comme celle de Graves.

Les trois procédés que nous venons de décrire ont été peu employés par les chirurgiens français tandis que ceux qui vont suivre sont plus entrés dans la pratique chirurgicale. Ainsi croyons-nous devoir les exposer avec plus de développement.

PONCTION AVEC GROS TROCART ET UNE SONDE A DEMEURE

Boinet se servait d'un trocart semblable à celui de l'hydrocèle ou du kyste de l'ovaire. Voici comment procède Boinet, qui après avoir ponctionné le kyste avec un gros trocart, qu'il soit adhérent ou non, place une sonde à demeure.

On ponctionne avec un gros trocart la partie la plus saillante de la tumeur, on évacue tout le liquide et les poches hydatiques que celui-ci entraîne avec lui. Quand l'écoulement a cessé on introduit dans la canule une sonde en caoutchouc, le plus souvent molle et malléable. Cette sonde doit remplir exactement la canule.

L'opération ainsi faite met-elle sûrement à l'abri de tout épanchement dans le péritoine? le séjour de la sonde détermine-t-il rapidement des adhérences suffisantes pour permettre d'achever le traitement sans danger et d'évacuer la totalité du kyste? Il nous paraît difficile qu'une sonde de si petit calibre puisse livrer passage à des vésicules pleines ou vides.

En 1856, Dolbeau, dans sa thèse, se déclarait partisan de cette méthode.

Procédé de Verneuil.

Depuis cinq ou six ans M. Verneuil ponctionne avec un trocart aussi gros que le petit doigt, il glisse par la canule une sonde en caoutchouc rouge, molle (autrefois on se servait d'une sonde rigide), assez volumineuse pour l'emplir complètement et il retire la canule. La sonde bouche alors complètement le trou de la ponction. Il la maintient en place au moyen d'un ou plusieurs fils qu'il recouvre de collodion, de manière à faire au niveau de la ponction une obturation complète. Il garnit l'extrémité externe de la sonde d'un peu de baudruche. Cette dernière joue le rôle d'une valvule et empêche l'air d'entrer dans la poche.

Des injections pratiquées plusieurs fois par jour tuent rapidement les hydatides ; vers le huitième jour il survient une inflammation assez intense. Les adhérences étant établies, on enlève la sonde et on voit sortir successivement les hydatides et la membrane limitante du kyste lui-même.

Il a recueilli une fois quarante-huit de ces poches qui s'étaient échappées les unes après les autres. Au bout de trois semaines à un mois les malades peuvent se lever et la guérison se termine ordinairement avec la plus grande simplicité. Par une première ponction il a extrait à un malade cinq à six litres. Il considère sa méthode comme étant plus sûre que celle de Récamier, la sonde à demeure provoquant toujours des adhérences. Il craint de laisser en place la canule pendant vingt-quatre heures à cause de l'entrée possible de l'air dans la cavité.

Cet exposé a été fait par M. Verneuil lui-même à la séance du 5 mai 1881 de la Société de chirurgie.

Il faut évidemment posséder la sûreté de main et le sang froid chirurgical de l'éminent professeur pour oser enfoncer un instrument d'un aussi grand calibre à travers l'abdomen. En outre au moment de la ponction il s'écoule du liquide, mais ce n'est que huit jours après, alors que supposant les adhérences faites, on enlève la sonde, que les hydatides d'un volume plus ou moins considérable peuvent s'échapper. Le Dr Duhard, *Thèse de Paris*, 1879, dans son observation I d'un malade traité de cette façon par M. Verneuil, dit que le 4 septembre on fit l'ouverture de la tumeur avec un trocart. Le 1er décembre, dit-il, « il sort encore des hydatides et toute la poche ne s'est pas encore éliminée ». Par conséquent le malade garda pendant plus de trois mois après la ponction des hydatides dans son kyste.

Procédé Récamier

C'est en réalité le Dr Masseau membre correspondant de l'Académie qui en 1825 eut le premier l'idée d'employer pour les kystes hydatiques du foie ce mode de traitement par les caustiques que Récamier n'avait encore proposé que pour les abcès du foie. Récamier en rendant l'opération méthodique lui donna son nom et de plus la compléta par la ponction exploratrice.

Voici comment ce chirurgien opérait. Quelques jours après une ponction exploratrice faite avec un trocart très fin, il faisait sur le point le plus saillant de la tumeur une première application de potasse caustique comme pour les abcès. Ce premier temps avait pour but la formation des adhérences. Quand il les supposait établies, il faisait une deuxième application assez profonde pour atteindre le sac et l'ouvrir. Il le vidait de son contenu, aidant la sortie des hydatides par des lavages d'abord émollients, puis par des injections détersives et enfin antiseptiques. Pour empêcher l'entrée de l'air, dont il avait observé l'effet funeste dans le cas de rupture spontanée, Récamier avait grand soin de maintenir le foyer rempli autant que possible de liquide, et fermant la plaie, un linge en contact avec le liquide. Les résultats heureux obtenus par cette méthode ne se comptèrent plus ; on en trouve plusieurs décrits dans la thèse du Dr Magnant, Paris 1877, *Contribution à l'étude des kystes hydatiques du foie.*

Il nous faut cependant rappeler un cas de mort cité par M. Desnos et le cas si curieux cité par M. Jaccoud où la mort fut le résultat d'une hémorrhagie intra-kystique survenue vingt-quatre heures après l'opération (obs. de Goyet, citée par Jaccoud).

Ce procédé subit bientôt de nombreuses transformations dont nous ne citerons que les plus importantes.

Dolbeau rejetant la ponction capillaire en tant que méthode curative et n'en faisant qu'un moyen d'exploration, remplaça la potasse caustique par la pâte de Vienne, de plus il ouvrait le sac avec le bistouri en incisant crucialement l'eschare. Cette ouverture était maintenue béante à l'aide d'une mèche ou d'une sonde flexible engagée dans le kyste. Il faisait des injections et lorsque le feuillet interne du kyste se détachait, il en facilitait l'issue avec une pince.

Le procédé de Demarquay était plus compliqué et se composait de plusieurs temps. Nous en trouvons la description dans la *Gazette des hôpitaux* (1873, page 618).

Dans un premier temps large incision de 7 à 8 centimètres de long et application immédiate au fond de la plaie d'un large morceau de pâte de Canquoin recouvert d'un peu d'ouate et maintenue par une large bande de diachylon et un bandage de corps. Demarquay préférait le chlorure de zinc à la pâte de Vienne à cause de sa consistance. Vingt-quatre heures après on enlève le caustique et l'on panse simplement avec de la charpie. Or jamais le péritoine n'est atteint du premier coup comme on a semblé le craindre. Les douleurs causées par le caustique sont immédiatement atténuées par les injections sous-cutanées de morphine qu'on peut répéter deux fois par jour. On laisse ensuite l'eschare se détacher d'elle-même sans l'inciser;

on ne le ferait que s'il fallait pratiquer une rapide ouverture.

On doit attendre que la fluctuation soit manifeste sous le kyste pour enfoncer le trocart, ce qui est le deuxième temps. L'ouverture qu'elle doit faire avec le bistouri, un trocart, ou le caustique doit être large car au bout de quelques jours par réaction de la poche et des adhérences elle ne tarde pas à se rétrécir considérablement.

Le troisième temps consiste dans l'introduction dans la plaie d'une canule en caoutchouc dont on bouche l'orifice avec un fausset qu'on aura le soin d'enlever plusieurs fois par jour, afin de permettre l'écoulement facile du liquide. — Il faut que cette canule soit grosse, car l'ouverture se rétrécit plus tard en bourgeonnant ou en s'œdématiant au contact des liquides. — Enfin injections répétées, quatre à cinq fois par jour et continuées pendant tout le traitement.

A mesure que la poche se rétracte on enlève plusieurs fois par jour la canule pour faciliter l'écoulement au dehors des liquides et des membranes parasitaires. — En même temps, on comprime l'abdomen avec un bandage destiné à empêcher la rupture des adhérences au moment de la rétraction des parois du kyste.

Demarquay résumait ainsi les modifications qui avaient pour but de répondre aux objections faites à la méthode de Récamier :

1° Douleurs calmées par les injections de morphine ;

2° Infections purulente et putride combattues par les injections iodées ;

3° La rupture des adhérences ayant causé la mort dans

un cas de M. Leudet, n'est plus à craindre, l'action profonde des caustiques et la limite naturelle des eschares étant une garantie parfaite. Enfin répondant à une dernière objection, la longueur du traitement, Demarquay rappelait le cas de Dieulafoy où il a fallu trois cents ponctions et finalement recourir à une canule en gutta-percha.

Le professeur Richet a également introduit des changements importants qui font véritablement de cette opération quelque chose de tout spécial. Nous en trouvons tout au long l'exposé dans la *Gazette des hôpitaux* de 1872.

1er *temps.* — Ponction capillaire exploratrice mais en comptant jusqu'à un certain point sur la possibilité d'une guérison comme on l'a observé.

2me *temps.* — Cautérisation d'abord avec la pâte de Vienne, puis avec le chlorure de zinc.

3me *temps.* — Quand on atteint le péritoine, ponction d'abord avec un petit trocart pour s'assurer de l'épaisseur des parois à traverser et de la solidité des adhérences.

4me *temps.* — Ponction avec un trocart gros comme le pouce au centre même de l'eschare, canule à demeure jusqu'au lendemain en ne vidant le kyste qu'à moitié tout au plus. « Ce n'est que le lendemain ou même le surlendemain que je substitue à la canule métallique une canule souple de gomme mais de même calibre. De cette façon on évite sûrement l'infiltration du liquide du kyste à travers les adhérences. » Richet. « On peut ultérieurement si besoin est en élargir l'ouverture et on diminue peu à peu la grosseur des canules. »

En résumé tous ces procédés se ressemblent au point de

vue de la formation des adhérences, mais ils diffèrent notablement dans leur deuxième partie.

Comme le procédé de M. Verneuil, il nous paraît défectueux en ce sens que la canule ou le tube ne permettent pas au liquide et aux hydatides de s'écouler immédiatement au dehors. En effet un tube plonge dans une cavité remplie de liquide et dans ce liquide surnagent des vésicules qui pour sortir, lorsqu'elles ont un certain volume, doivent ou se vider dans la poche principale, ou trouver un orifice suffisamment grand ; on comprend quelles difficultés elles éprouvent à venir recontrer la lumière du tube qui plonge ou trop haut ou trop bas ; et qu'on suppose un kyste avec dix ou vingt litres de liquide comme nous en rapportons deux cas, on s'imaginera combien il faudrait de temps pour arriver à l'épuisement du contenu.

En outre le tube a cet autre inconvénient de s'obturer dès qu'un morceau de membrane trop volumineux s'engage dans la cavité et de rendre par là nécessaires des manœuvres qui compliquent les pansements ultérieurs. Pour parer à cet inconvénient M. Verneuil propose de laver la cavité avec de la liqueur de Labarraque laquelle outre qu'elle est antiseptique, rend gluantes les membranes et facilite par conséquent leur sortie.

Dans la *Gazette des hôpitaux* de 1872 nous trouvons l'observation d'une malade traitée par le procédé de M. Richet. Le 9 décembre on lui avait ouvert son kyste, mais l'orifice s'étant obturé, un mois et demi après on dut agrandir l'ouverture et il s'écoula alors en assez grande abondance, du liquide très fétide.

Nous croyons devoir dire ici quelques mots d'un procédé

peu employé, croyons-nous jusqu'ici, dont il est fait mention dans une observation de M. Chauvel, publiée tout au long dans les bulletins et mémoires de la Société de chirurgie n° 3 avril 1881. Il s'agit de l'ouverture d'un kyste hydatique du foie pratiquée par le Dr Chauvel au moyen d'une incision au bistouri. Il a remplacé dans le premier temps de l'opération le caustique, par le thermocautère.

Nous hésiterions, quant à nous, à porter le bistouri dans le tissu si vasculaire du foie dans la crainte de provoquer une hémorrhagie.

Procédé de M. Tillaux

M. Tillaux opère en deux temps ; dans le premier temps il fait, au point le plus culminant de la tumeur, là où la fluctuation indique nettement la présence d'une cavité kystique, des applications successives de pâte de Vienne dans une étendue équivalente à une pièce de un franc. La durée de chaque application est de vingt minutes, et chaque fois il enlève avec une pince à dissection et des ciseaux, l'eschare produite. Il s'arrête dès qu'il aperçoit nettement au fond de l'eschare les fibres du muscle transverse.

Jusqu'ici son procédé ne diffère pas de celui de Récamier et des autres chirurgiens qui se servent des caustiques, mais c'est dans le second temps qu'il a innové un procédé opératoire dont M. Gosselin fait mention dans ses *Cliniques chirurgicales de l'hôpital de la Charité*, dernière édition, et duquel M. Tillaux a dit quelques mots dans la séance du 5 mai dernier à la Société de chirurgie. Voici en quoi il consiste : il se munit d'une flèche de pâte de Canquoin très dure, et pour cela elle doit avoir été séchée au four. Exactement taillée en pointe, elle mesure en longueur, 7 à 8 centimètres, et en largeur, un centimètre à un centimètre et demi. Il l'enfonce de force à travers les tissus dans la direction de la cavité kystique et la laisse en place maintenue par de la charpie et un bandage de corps. Cette introduction est peu douloureuse pour le patient, ce n'est guère que quelques heures après qu'il accuse de la douleur. L'eschare met, en moyenne, quatre jours à tomber et alors a lieu une véritable débâcle. Chez le malade qui fait l'objet de l'observation II, on verra qu'il est sorti le premier jour une vingtaine de litres de pus ; chez celui de l'observation III, dix litres de liquide horriblement fétide, au point d'infecter toute une salle d'hôpital, et avec lui des hydatides dont les plus grosses atteignaient le volume d'un œuf de poule.

Avantages de ce procédé. — L'emploi de ce procédé nous paraît préférable à celui qui consiste à employer un trocart pour déterminer des adhérences, pour cette double raison, que la flèche en tant que corps étranger agit comme le trocart sur les tissus pour les faire adhérer par l'inflammation qu'elle produit ; en outre elle exerce une action chimique qui a pour conséquence la formation d'une eschare et consécutivement l'adhérence entre la tumeur et la paroi abdominale.

Les adhérences qu'il permet d'obtenir sont suffisamment solides pour résister au retrait de la poche et aux mouvements des parois abdominales.

Il crée un orifice assez grand pour permettre à tout le contenu de la tumeur d'être évacué dès le premier jour.

Au moment de son introduction la flèche obturant complètement le trajet qu'elle suit empêche la pénétration de l'air dans la cavité comme aussi l'épanchement d'un peu de liquide dans le péritoine.

CONCLUSIONS

Tous les kystes hydatiques du foie doivent être traités préalablement par les ponctions aspiratrices répétées.

Le traitement vraiment chirurgical ne doit intervenir que quand la tumeur gêne considérablement, occasionne des troubles sérieux, ou a suppuré.

Ce traitement sera toujours précédé d'une ponction exploratrice. Les adhérences sont nécessaires pour mettre à l'abri de la péritonite. Le meilleur moyen pour les obtenir consiste en l'introduction d'une flèche de Canquoin à travers les tissus.

Le procédé inauguré par M. Tillaux favorise mieux que les autres l'expulsion rapide de la poche et des membranes anhystes.

OBSERVATIONS

Observation I

(Prise par M. Guiard, externe du service de M. Tillaux).

Kyste hydatique du foie suppuré, ouverture avec la flèche de Canquoin. Guérison.

R..., Alexandre, 38 ans, mouleur, entre le 26 octobre 1877 à l'hôpital Lariboisière, salle Saint-Augustin.

Cet homme reçut il y a cinq mois un coup violent dans la région de l'hypochondre droit, il devint très pâle et faillit perdre connaissance. Un vulnéraire le remit, dit-il, puis la douleur s'étant un peu calmée, il reprit son travail comme si de rien n'était et le continua pendant deux mois. Mais une douleur persistante accrue encore par les efforts auxquels son travail l'obligeait, se faisait sentir dans la région hépatique au point qu'il allait tous les deux jours consulter le médecin.

La douleur et la faiblesse ne faisant que progresser, il fut obligé il y a trois mois de suspendre tout travail. Il s'alita pendant un mois et le médecin qui le visitait à cette époque ne constata jamais de fièvre dans la journée, mais dès le soir venu le malade était pris de frissons, de chaleur, de sueurs abondantes qui se prolongeaient souvent durant toute la nuit.

Depuis deux mois il essaie de reprendre ses occupations, mais la douleur et la faiblesse persistent et ne lui permettent pas de travailler comme il le voudrait, il se décide enfin à entrer à l'hôpital. Depuis cinq mois au moins, les mouvements respiratoires sont gênés, la toux, l'action de se moucher exaspèrent la douleur ; à deux reprises seulement il a éprouvé dans l'épaule droite des douleurs assez fortes pour le préoccuper. Il n'a jamais eu de jaunisse et n'a pas constaté de modification dans la couleur des urines ni des matières fécales, depuis trois mois diminution de l'appétit, amaigrissement, n'a jamais eu de vomissements, selles régulières.

Il dit n'avoir jamais eu la dysenterie. Il reste quelques jours dans le service de M. Féréol où on lui fait une ponction exploratrice qui donne issue à du pus. On le fait passer en chirurgie.

État actuel. — A l'inspection on constate une augmentation considérable du volume du tronc au niveau du rebord des fausses côtes. Dans l'hypochondre droit il existe une saillie très notable et assez étendue. La percussion qui est un peu douloureuse donne de la matité depuis trois centimètres environ au-dessous du mamelon jusqu'à quatre travers de doigt au-dessous des fausses côtés. Cette matité s'avance fort loin en arrière ainsi que du côté gauche.

A la palpation, on sent un frémissement à chaque mouvement respiratoire, ce frémissement est dû probablement à un frottement péritonéal.

9 *novembre.* — A la visite le malade est plus souffrant et très gêné pour respirer. M. Tillaux fait une nouvelle ponction avec l'aspirateur Dieulafoy. On retire du pus que l'on conserve afin de rechercher au microscope s'il contient des crochets.

Application de pâte de Vienne sur une étendue d'une pièce de un franc.

10 *novembre.* — Ce matin le malade est mieux. Respiration plus facile. Application de cataplasmes sur l'eschare.

11. — On enlève l'eschare et on fait une deuxième application de pâte de Vienne. La première application a détruit la peau et le tissu cellulaire sous-cutané. On arrive sur l'aponévrose du grand oblique.

14. — Troisième application de pâte de Vienne après enlèvement de la deuxième eschare. L'aponévrose du grand oblique et du petit oblique sont détruits.

16. — Quatrième application.

18. — On laisse l'eschare se détacher un peu d'elle-même. Le malade est en assez bon état. Il ne souffre pas beaucoup. La respiration n'est pasgênée.

19. — Cinquième application de pâte de Vienne.

21. — M. Tillaux enfonce au fond de la plaie dans la direction de la cavité du kyste une flèche de pâte de Canquoin. Le malade éprouve la sensation d'une sorte de résistance vaincue, avec assez de douleur, mais cela se calme bientôt. On laisse la flèche en place, on la recouvre de charpie et on applique un bandage de corps.

22. — Le malade a souffert la nuit dernière d'une cuisson très vive déterminée par la flèche. En même temps il se plaint de coliques et est allé depuis hier cinq fois à la selle.

23. — On enlève le pansement pour la première fois. On trouve une petite hydatide sur la plaie.

24-25-26. — Il sort un nombre très considérable d'hydatides, les unes très grosses, du volume d'un gros œuf de pigeon à peu près, d'autres très petites, rappelant par leur aspect les enveloppes de grains de pois macérés dans l'eau, d'autres enfin de toutes les dimensions intermédiaires; elles se sont vidées de leur contenu et affaissées sur elles-mêmes. Quelques-unes sont blanchâtres, épaisses, résistantes, d'autres ont un aspect gélatiniforme et se déchirent facilement. Constipation. N'est pas allé à la selle depuis quatre jours. Urines rares.

On aperçoit au fond de l'entonnoir que représente la plaie un bourrelet membraneux, gris verdâtre limitant un orifice qui semble aboutir à la poche du kyste. Ce bourrelet membraneux paraît n'être autre chose que la poche elle-même. L'orifice laisse écouler un liquide teinté de jaune par la bile; il sort en quantité très considérable.

Les bords de la poche se recouvrent de bourgeons charnus d'un rouge vif.

L'état local est très satisfaisant, de même l'état général : le malade ne souffre pas.

27. — Constipation, il s'écoule toujours le même liquide.

28. — Est allé à la garde-robe. Les matières ne présentent rien de spécial, elles sont jaunâtres. Bon appétit.

29. — Le liquide devient de plus en plus jaune, il ne sort plus depuis longtemps d'hydatides.

1er *décembre*. — Hier encore il est sorti de très petites hydatides.

3. — L'écoulement bilieux est toujours abondant. Il n'y a plus d'hydatides.

4. — L'écoulement se tarit. La plaie se cicatrise rapidement. Le ventre est parfaitement souple. Il n'y a plus de tumeur appréciable.

5. — Il sort encore une hydatide et un peu de liquide.

7. — Il ne sort plus rien même quand le malade tousse.

12. — La plaie est fermée, ou à peu près. On peut considérer le malade comme guéri.

Observation II

Kyste hydatique du foie suppuré. Ouverture avec la flèche de Canquoin. Guérison.

Hôpital Beaujon. Service de M. Tillaux.

M. Fr... Charles, propriétaire, dit qu'il y a neuf ans, il se heurta en courant contre une palissade qui lui froissa le côté droit du ventre. Cela n'eut pour le moment aucune conséquence fâcheuse, le lendemain il reprenait ses occupations.

Au mois de juillet dernier, il s'est aperçu de l'existence d'une petite tumeur du côté droit du ventre au-dessous des côtes. Cette tumeur n'était nullement douloureuse. Elle a augmenté peu à peu de volume et a acquis les dimensions qu'elle a maintenant. Elle est restée longtemps indolore, mais au commencement de mars, c'est-à-dire il y a un mois, il a eu quelques petits frissons, un peu de fièvre et quelques élancements dans le côté droit au niveau de sa tumeur, cela n'a duré que quatre ou cinq jours.

Aujourd'hui, 29 mars 1878, jour de son entrée à l'hôpital, on constate dans le côté droit de l'abdomen une tumeur très volumineuse, oblongue, s'étendant depuis la sixième côte jusqu'à la crête iliaque droite, dépassant la ligne médiane en avant pour s'avancer un peu du côté gauche. Au niveau de sa partie centrale, on constate deux saillies qui frappent les regards. La peau est normale en ces points, et la tumeur est indépendante des parois abdominales.

A la palpation, la tumeur est rénittente, on la délimite parfaitement du côté de la ligne blanche. La percussion donne de la matité depuis la cinquième côte jusqu'à quelques centimètres au-dessus de la crête iliaque et depuis la région lombaire jusqu'à la ligne blanche. Au-dessous de l'ombilic la matité dépasse la ligne blanche.

On sent très distinctement le flot vers la partie centrale de la tumeur, et à ce même niveau, mais avec quelques difficultés cependant, le frémissement hydatique décrit en 1828 pour la première fois par Briançon dans sa thèse. M. Tillaux porte le diagnostic de kyste hydatique du foie.

1er *avril*. — Pour assurer le diagnostic il fait une ponction avec un trocart fin au niveau de la partie la plus saillante, là où la fluctuation est manifeste. Il sort quelques grammes d'un liquide jaunâtre qui paraît être du pus. Pas de crochets à l'examen microscopique.

5. — La quantité de liquide contenu dans la poche, la purulence d'autre part, décident M. Tillaux à se servir de la flèche de Canquoin. On applique sur la tumeur au niveau de la bosselure centrale, là où a été faite la ponction exploratrice, une couche de pâte de Vienne dans une étendue égale à une pièce de un franc.

13. — On enlève l'eschare et on remet une nouvelle couche de pâte de Vienne.

15. — On enlève la nouvelle eschare au fond, on reconnaît à leur direction les fibres du grand oblique.

22. — Troisième application de pâte de Vienne pendant vingt minutes. La nuit qui suit, le malade souffre un peu dans le côté droit de l'abdomen mais les douleurs se calment le matin.

25. — Quatrième application de pâte, peu de douleur.

Les jours suivants on enlève l'eschare avec une pince, on aperçoit les fibres du petit oblique.

2 *mai*. — Nouvelle application c'est la cinquième.

Deux nouvelles applications (6e et 7e) sont nécessaires pour arriver sur le transverse.

25. — Une flèche de pâte de Canquoin durcie au four de huit à dix centimètres de longueur, est enfoncée de force à travers l'eschare dans le kyste et y est abandonnée.

Quelques heures après des douleurs assez vives se manifestent, elles se calment un peu le lendemain et le jour suivant.

29. — Le patient se sent mouillé et s'aperçoit qu'un peu de pus très fétide s'écoule par la plaie sur les limites de l'eschare. Cet écoulement continue sans interruption.

1er *juin*. — Aujourd'hui M. Tillaux arrachant avec des pinces une partie de l'eschare, des flots de pus sortent de l'abdomen inondant en un instant le lit et la chambre du malade. On peut largement évaluer à vingt litres la quantité de pus qui est sortie.

Les jours suivants l'écoulement continue assez abondant. A 24 heures d'intervalle on enlève par deux fois des membranes qui viennent se présenter à l'orifice. Elles sont minces, transparentes et représentent parfaitement les parois du kyste. Le liquide purulent examiné au microscope ne contient pas de crochets.

Par la percussion on reconnaît que les intestins occupent en grande partie la place du kyste.

13 *juin*. — L'écoulement diminue sensiblement, on juge inutile de faire des lavages dans la poche, elle se rétrécit de jour en jour. On se contente de faire des pansements à l'alcool.

En somme depuis le jour où l'eschare se détachant a donné issue au pus, le malade marche peu à peu vers la guérison, sans aucun accident, sans aucune complication. L'écoulement se tarit progressivement. Vers le 14 juillet fatigué par les chaleurs il perd un peu l'appétit et le sommeil ; la suppuration existe encore mais très peu abondante ; sur les conseils de M. Tillaux, il sort le 18 juillet, va rester un mois chez son cousin le Dr Fr., l'état général s'améliore mais la suppuration dure encore très peu abondante. Il quitte Paris, va chez lui à la campagne, et trois semaines après la suppuration avait entièrement disparu. Aujourd'hui, fin novembre, il est complètement guéri.

Nous avons eu occasion de le voir il y a peu de temps, et sa santé ne laisse rien à désirer, il a repris depuis bien longtemps ses formes athlétiques et son embonpoint ordinaire.

Observation III

Hôpital Beaujon. Service de M. Tillaux.
Kyste hydatique du foie suppuré ouvert avec la flèche de Canquoin.

B... Théophile, 39 ans, raboteur de métaux, entre le 20 mai 1881 dans le service de M. Tillaux à Beaujon ; il fait remonter le début de son affection au choc qu'il éprouva il y a vingt-cinq ans, par le fait de la chute d'une motte de terre sur sa paroi abdominale. Il perdit connaissance pendant quelques instants et revenu à lui n'éprouva ni gêne, ni douleur, mais, dit-il, « il y avait là quelque chose de gros », et il désigne la région hépatique. Cette grosseur en tout cas ne le gêna en aucune façon et n'apporta pas de trouble à sa santé générale. Néanmoins elle avait augmenté un peu de volume, car il y a seize ans qu'étant entré à l'Hôtel-Dieu pour s'y faire traiter une bronchite, on examina cette tumeur, on lui mesura, dit-il, les dimensions de son ventre et finalement on voulut l'envoyer dans un service de chirurgie. Comme il éprouvait peu de gênç et qu'il redoutait toute opération, il demanda à sortir de l'hôpital.

En 1870, deuxième bronchite, rien de nouveau du côté de son abdomen. Mais depuis cinq ou six mois la tumeur qu'il avait au côté droit augmentait de volume, le ventre se ballonnait surtout après les repas, il s'en apercevait à la difficulté qu'il éprouvait pour joindre la ceinture de son pantalon, en outre, il était essoufflé surtout lorsqu'il montait les escaliers. Néanmoins il continuait à travailler et il avait même ajouté à son travail ordinaire le labeur d'une terre à défricher. Mais depuis deux mois il ne vaque plus à ses occupations. La tumeur ayant augmenté de volume et lui occasionnant une gêne considérable, il a pris le lit. Le médecin qui l'a soigné à domicile lui a conseillé de rentrer à l'hôpital.

Le 20 mai, il entre dans le service de M. Millard. Le jour précédent il avait eu, paraît-il, chez lui, beaucoup de fièvre avec frissons et puis sueurs.

La fièvre a persisté après son entrée à l'hôpital car la température est montée jusqu'à 39° puis a suivi des courbes inférieures, irrégulières pour tomber enfin à la normale. Une ponction exploratrice faite dans la tumeur a retiré trois cuillerées de liquide louche dans lequel on a trouvé des débris d'hydatides et des crochets.

État actuel. — Le malade est pâle, amaigri, déprimé, a de la difficulté à rappeler ses souvenirs; il demeure presque toujours dans le décubitus dorsal, il étouffe dès qu'il se penche du côté droit, il n'éprouve pas le même phénomène en se renversant à gauche.

Œdème du pied gauche, douleur et perversion de la sensibilité dans le membre du même côté. Par la pression on détermine de la douleur au point fessier du sciatique et pas ailleurs.

Appétit presque nul, pas de vomissements, ni de diarrhée, ni de constipation. Il se plaint d'avoir toujours froid.

L'abdomen est considérablement augmenté de volume, surtout dans le sens antérieur : les hypochondres ne sont pas élargis, pas d'augmentation de la circulation veineuse sous-cutanée, les fausses côtes du côté droit paraissent déjetées en dehors et les espaces intercostaux considérablement élargis.

La matité hépatique ne paraît pas monter plus haut que normalement et le poumon droit non refoulé. Le foie est dévié à gauche, il n'occupe qu'une petite partie de l'hypochondre droit, mais il a envahi toute la région épigastrique et une partie de l'hypochondre gauche, en bas ses limites les plus inférieures sont à 3 ou 4 centimètres au-dessous de l'ombilic. Le point le plus proéminent de la tumeur qu'il forme est situé vers le milieu d'une ligne qui rejoindrait l'appendice xyphoïde du sternum à l'ombilic. En hauteur la matité s'étend suivant cette même ligne, de 24 centim., et la plus grande largeur de la matité coupe cette ligne presqu'en son milieu et mesure 25 centim.

Au palper on sent une tumeur lisse, régulière, que l'on délimite parfaitement en bas et sur les côtés, indolore à la pression excepté sur les bords. Pas de frémissement hydatique, pas de fluctuation, la coloration de la peau est normale et cette dernière est absolument sans adhérences avec les parties profondes.

9 juin. — A dix centimètres de l'ombilic sur le point culminant de la tumeur, on applique une couche de pâte de Vienne qu'on laisse en place vingt minutes. Carré de diachylon et cataplasme par dessus.

11. — Avec des pinces et des ciseaux M. Tillaux enlève les parties mortifiées et fait mettre pour la deuxième fois une couche de pâte de Vienne sur l'aponévrose nacrée que l'on voyait au fond du godet de la dimension d'une pièce de un franc.

13. — Troisième application de pâte de Vienne.

16. — Quatrième application.

17. — Le malade dit avoir souffert la nuit dernière de sa plaie et à cause des étouffements qu'il a eus. Ce matin il a la peau chaude, le ventre plus tendu. Il a mangé quelques cuillerées de soupe et éprouve maintenant des nausées. N'a pas la face grippée, ni de sueurs froides, le pouls est normal.

18. — La nuit dernière n'a pas été mauvaise comme la précédente, ce matin il se trouve assez bien. M. Tillaux incise avec un bistouri le fond du godet qui est escharifié et enfonce de force une flèche de Canquoin durcie au four à travers la paroi abdominale amincie jusque dans le foie. Cette flèche avait neuf centimètres de longueur et une largeur moyenne de deux centimètres. On recouvre de charpie et on maintient avec un bandage de corps. Le patient éprouve peu de douleur au moment de l'introduction, mais souffre assez une heure après. On lui fait une piqûre de morphine qui le calme beaucoup.

19. — Le matin il accuse encore de la douleur et se plaint des étouffements, pas de phénomènes généraux. Uune piqûre de morphine le calme. Le ventre est tendu et ballonné, tympanisme autour de la plaie.

20. — La nuit dernière a été bien meilleure, sans douleur locale, ni étouffements. Il peut se coucher sur le côté droit ce qui ne lui était pas possible depuis longtemps. L'eschare profonde n'est pas encore tombée.

24. — L'eschare se limite et sa chute paraît devoir être prochaine.

27. — Le malade s'aperçoit que du liquide s'écoule par la plaie ; son lit est inondé de liquide louche, trouble, d'odeur infecte, on en re-

cueille dans un bocal la valeur de 5 à 6 litres et avec celui qui s'est répandu dans le lit ou sur le parquet on peut évaluer à 10 litres la quantité totale. Dans ce liquide surnagent des quantités innombrables de vésicules pleines dont les plus grosses atteignent la dimension d'un œuf de poule. Leur paroi est très opaline, assez résistante, il y en a de petites, petites comme un pois.

28. — Le foie paraît avoir repris sa place, on ne le sent plus comme autrefois par la palpation ; le malade respire mieux et se trouve soulagé. Il s'écoule toujours un peu de pus. On recouvre la plaie avec un cataplasme.

5 *mai*. — Appétit assez bon, digestion facile. On lui fait un premier lavage de la cavité avec de l'eau phéniquée au millième. Il prétend que cela lui a procuré beaucoup d'étouffements. Il s'écoule toujours un peu de pus coloré cette fois en jaune clair par la bile. État général satisfaisant. Il dit cependant que les nuits sont mauvaises. Injection de morphine.

7. — Il sort peu de pus. Comme il accuse les lavages de lui procurer des étouffements on les cesse. Diarrhée, bismuth, diascordium.

10. — Il s'écoule très peu de pus et l'état général devient de plus en plus satisfaisant, il se lève et se promène dans la salle ; l'appétit est bon, les digestions faciles, la plaie se cicatrise rapidement, mais la diarrhée est persistante, elle n'a cependant aucun caractère particulier ce qui éloigne l'idée d'une communication entre la cavité kystique et l'intestin. Il n'est plus sorti de vésicules.

12. — On refait les lavages à l'eau phéniquée, il n'accuse plus la même sensation. La cavité se comble, car au lieu de trois seringues, il n'en peut plus pénétrer que deux. Dans l'intervalle des lavages, il s'écoule par la plaie un liquide visqueux, sans odeur, coloré par la bile. Le malade se lève, se promène, l'orifice de la plaie se rétrécit de plus en plus, la diarrhée a disparu, l'appétit est bon. Sonorité dans tout l'abdomen, cependant la région de la rate est douloureuse à la pression, et la percussion démontre qu'elle est augmentée un peu de volume.

15. — État général excellent, il sort toujours un peu de liquide teinté en jaune, l'orifice se rétrécit de plus en plus. Le malade se promène pendant plusieurs heures dans le jardin et tout fait présager une guérison prochaine.

Imp. A. DERENNE, Mayenne. — Paris, boul. Saint-Michel, 52.

Imp. A. DERENNE, Mayenne. — Paris, boulev. Saint-Michel, 52.

www.ingramcontent.com/pod-product-compliance
Ingram Content Group UK Ltd.
Pitfield, Milton Keynes, MK11 3LW, UK
UKHW020948220726
13924UKWH00002B/570

9 782019 916886